DE QUELQUES

ÉPANCHEMENTS PLEURÉTIQUES

TRAITÉS PAR LA

THORACENTÈSE

PAR LE DOCTEUR **A. MASSON**

D'YVETOT

———— ❖ ————

YVETOT. — IMP. A. ONFROY.

DE QUELQUES

ÉPANCHEMENTS PLEURÉTIQUES

TRAITÉS PAR LA

THORACENTÈSE

Par le Docteur **A. MASSON**

D'YVETOT

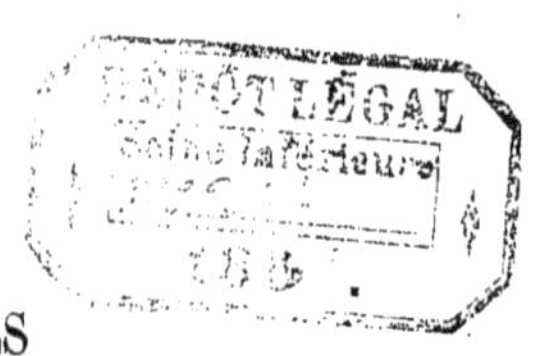

———— ◆ ————

HOMMAGE A MES CONFRÈRES

———— ◆ ————

1861

YVETOT. — IMP. A. ONFROY.

ÉPANCHEMENTS PLEURÉTIQUES

Traités par la Thoracentèse

Je désire soumettre à l'appréciation de mes Confrères, un ensemble de faits, se rattachant tous au traitement d'une même maladie, et qui me paraissent dignes de fixer l'attention des médecins.

Dans ma thèse inaugurale (mai 1857), j'avais relaté douze cas de thoracentèse dans des épanchements pleurétiques considérables; et les résultats obtenus par cette opération, comparés à ceux des autres méthodes, m'avaient fait conclure en sa faveur, et décidé à y recourir dans ma pratique. Depuis bientot quatre ans que j'ai quitté l'école, j'ai rencontré déjà un assez grand nombre d'épanchements pleurétiques, et douze fois j'ai pratiqué la ponction Ce sont ces observations, jointes à quelques autres, où la thoracentèse n'a pas été faite, que je veux rapporter. En médecine, les raisonnements abondent, mais les faits seuls sont concluants ; je laisserai donc parler les faits, renvoyant pour la théorie, à ma thèse inaugurale, et aux leçons bien connues de M. le professeur Trousseau.

Ai-je besoin d'ajoûter que toute pleurésie ne s'accompagne pas d'épanchement ; que la quantité du liquide secreté est très variable, et qu'enfin il ne s'agit dans ce travail, que des cas où l'épanchement est l'élément dominant de la maladie, et constitue à lui seul le danger ? Du reste, je m'adresse à des médecins, ils sauront apprécier les résultats obtenus, et suppléer aux lacunes de notes prises le plus souvent en courant.

J'exposerai les faits dans l'ordre où ils se sont présentés à mes yeux.

1re OBSERVATION.

Epanchement pleurétique considérable à droite, mort par syncope.

Le 29 janvier 1858, je fus invité à voir en passant le sieur V..., cultivateur à Grémonville. Ce malade, âgé d'environ 50 ans, d'une bonne constitution, avait eu trois mois auparavant une hématurie qui avait guéri lentement ; depuis six semaines environ, disait-il, la fièvre l'avait repris ; il avait eu des frissons répétés, mais pas de point de côté. La diminution progressive de ses forces l'obligeait depuis quelques jours à garder le lit. Il se plaignait surtout d'une oppression croissante ; en effet, il lui fallait plusieurs oreillers pour se tenir dans son lit, le décubitus à gauche était impossible.

En cherchant la cause de cette oppression, je constatai d'abord une matité absolue de tout le côté droit de la poitrine ; absence complète de dilatation thoracique dans l'inspiration, et de vibrations en le faisant parler A l'œil, le côté droit était manifestement dilaté. Par l'auscultation, on n'entendait en avant aucun bruit respiratoire ; en arrière seulement vers l'angle inférieur de l'omoplate, on percevait un souffle lointain et voilé. Ægophonie très nette depuis ce point jusqu'en haut. La matité antérieure s'étendait au-delà de la ligne médiane.

Le cœur me parut refoulé vers le côté gauche; son battement était fréquent, mais régulier et sans souffles. Sonorité et respiration normales dans tout le côté gauche.

A ces signes, il était impossible de méconnaître un vaste épanchement pleurétique à droite. Le pouls était petit et serré, le malade avait failli avoir une syncope la veille en descendant de son lit. Que faire? L'idée d'une thoracentèse se présenta sur le champ à moi. Je la proposai avec l'émotion naturelle à un débutant; déguisée sous le nom de saignée au côté, elle eût peut-être été acceptée, mais je tins à l'assistance d'un confrère, docteur en médecine; cette opération inusitée, l'idée de deux médecins, effrayèrent le malade; bref, il refusa, et me demanda les remèdes ordinaires.

J'indiquai une série de vésicatoires volants, qui seraient appliqués successivement en avant et en arrière du côté droit, et en travers sous l'aisselle. J'ajoûtai des dérivatifs intestinaux, tisane diurétique, etc. Ce traitement fut mis à exécution dès le soir même. Avant de me retirer, j'insistai sur le danger des mouvements brusques, car la défaillance de la veille me faisait redouter une syncope. (Voir leçons de M. Trousseau.)

Deux jours après, pendant que ce malade, dressé sur son lit, donnait des renseignements à me transmettre, sa vue se trouble tout à coup, il retombe sur ses oreillers et expire.

<h3 style="text-align:center">2e OBSERVATION.</h3>

Pleurésie avec épanchement considérable à gauche. Thoracentèse,
2 litres 1/2 de sérosité. Guérison.

Huit jours après, j'étais appelé à Rocquefort, canton de Fauville, pour un homme de 21 ans, M. B....., tisserand, de faible constitution, exempté pour sa petite taille du service militaire. B....., indisposé depuis longtemps, était sérieusement malade depuis dix jours; il était en proie à une oppression extrême (symptôme dominant chez lui, comme chez le malade précédent, mais qui est loin d'exister toujours); à peine pouvait-il rester étendu sur son lit. L'avant-veille il avait failli, disait-il, mourir de défaillance.

L'examen de la poitrine me fit découvrir un nouveau cas de pleurésie, avec épanchement considérable. Matité complète en avant et en arrière du côté gauche; absence de vibrations thoraciques, et de murmure vésiculaire à l'auscultation; chevrotement de la voix, surtout vers l'angle inférieur de l'omomoplate; aucun signe ne manquait. Mais cette fois c'était à gauche, et le cœur évidemment refoulé vers la droite, battait sous le sternum, un peu au-delà de la ligne médiane. L'ampliation de la poitrine du côté malade était peu manifeste.

La fin subite, bien que non imprévue, du malade de Grémonville, m'invita à ne pas perdre de temps. Une syncope fatale pouvait survenir. Je proposai donc la thoracentèse. B.... accepta, et choisit pour m'assister dans cette opération, mon honoré confrère, M. le docteur Canu.

Toutefois si la ponction était indiquée, et je pourrais même dire commandée par l'état du malade, plusieurs causes me faisaient craindre de compromettre cette opération. B.... affaibli, toussait depuis longtemps, on pouvait craindre des tubercules pulmonaires, (il passait pour phthisique). D'autre part, la fièvre était vive, le pouls petit donnait 120 pulsations; c'était une raison de craindre la reproduction du liquide. L'examen du côté sain et la bonne santé de la famille, nous décidèrent à passer outre, et la ponction fut résolue.

Je la pratiquai (8 février 1858) suivant les préceptes de M. Trousseau, entre la septième et la huitième côte, avec une lancette et un trocart armé de baudruche. Deux litres et demi de sérosité lympide, d'un reflet verdâtre, s'écoulèrent. L'opération, presque aussi simple qu'une saignée, ne causa aucune douleur; seulement une toux très fatigante accompagna, comme il arrive très souvent, la sortie du liquide, et persista pendant douze heures.

A l'instant même, la sonorité reparut dans toute la partie antérieure de la poitrine. En arrière, il resta une matité en bas, avec souffle mêlé par instants de râles crépitants. Ægophonie dans les mêmes points. Le liquide retiré présenta bientôt un coagulum fibrineux indiquant que nous étions réellement en présence d'un épanchement pleurétique, et non d'un hydrothorax passif. Traitement : sirop calmant contre la toux, calomel à dose fractionnée, digitale en poudre matin et soir. Diachylon sur la petite plaie.

Le lendemain 9, pouls encore très fréquent ; mais la physionomie du malade est meilleure, toute oppression a disparu. — Calomel à dose purgative, digitale en teinture.

Les jours suivants, la fièvre tombe peu à peu ; le 11, le pouls est à 80 pulsations, mais il semble que la matité en arrière est un peu augmentée. — Bouillons, potion tonique avec extrait de quinquina.

Le 15, le malade veut manger, mais la matité de la région postérieure m'arrête ; je prescris un vésicatoire volant en travers sous l'aisselle (car n'ayant plus affaire qu'à une pleurésie bénigne, je ne voulais pas exclure les moyens ordinaires) ; il fut peu adroitement appliqué sur la région splénique et prit mal. Malgré cela, sous l'influence des dérivatifs, purgatifs et diurétiques, et aussi par les efforts de la nature soulagée d'un fardeau, la respiration se rétablit rapidement, et il ne resta qu'une submatité qui s'est dissipée à la longue. Quinze jours après l'opération, B.... remis presque au régime ordinaire, était dans la situation d'un homme qui sort de l'hôpital. Sa guérison s'est maintenue, et depuis, marié et père de famille, il continue à donner un démenti à ceux qui avaient présagé sa fin prochaine.

La thoracentèse me paraît avoir dans ces cas deux grands avantages : 1° elle pare au danger présent de la syncope ; 2° elle rend la guérison plus sûre et surtout plus rapide ; plus

sûre, en prévenant la transformation purulente de l'épanchement; plus rapide, ah! que les partisans des vésicatoires répétés nous disent combien de tepms et de souffrances il eût
fallu pour amener ce malade dans l'état où la thoracentèse l'a-
vait mis dès le quatrième jour!

Après ces deux faits, observés dans l'espace de huit jours,
et dans lesquels le dénoûment si différent tint, je crois, à la
différence du traitement, on comprendra que j'aie moins hésité
à recourir au trocart.

3e OBSERVATION.

**Pleurésie avec vaste épanchement à gauche. Thoracentèse.
Plus de 3 litres de sérosité. Guérison.**

Le 1er avril 1859, je suis appelé à Hautot-le-Vatois, pour
le fils M....., charron, âgé de 18 ans, de forte constitution.
Depuis plusieurs années, M..... présente, à chaque printemps,
une éruption dartreuse disséminée sur tout le corps, mais surtout aux jambes. En 1858, cette éruption avait été remplacée
par une bronchite grave, très rebelle, dont il était cependant
bien guéri. Depuis le mois de janvier 1859, M..... s'est senti indisposé, ses forces diminuent; vers le 20 mars, il éprouve de
petits frissons, et est forcé d'abandonner son travail. La toux
devient fréquente, la voix est rauque, l'oppression augmente.

L'examen de la poitrine révèle la cause du mal : à chaque
inspiration le côté droit se dilate, tandis que le gauche reste à
peu près immobile. En revanche, les espaces intercostaux à
gauche sont plus écartés, le frémissement vibratoire y est nul.
Par la percussion, sonorité ordinaire à droite; à gauche, matité absolue en avant jusqu'à un travers de doigt de la clavicule, matité complète en arrière. Par l'auscultation murmure
respiratoire nul, souffle au niveau de l'angle inférieur du scapulum; ægophonie vers la partie supérieure et en arrière. La
mensuration de chaque coté du thorax ne donne rien de mar-
quant. Le cœur, refoulé à droite, bat an-delà du sternum;

pouls à 90 ; l'estomac est déprimé.

La ponction faite le 2 avril, en présence de M. le docteur Omouton, donne issue à plus de trois litres (près de sept livres !) de sérosité transparente, citrine, qui se coagule bientôt. L'oppression extrême disparaît sur le champ. La sonorité et le murmure respiratoire renaissent sur tous les points où ils manquaient. Quelques cuillerées d'une potion calmante opiacée previennent la toux qui accompagne d'ordinaire la sortie du liquide. Bref, M..... se trouve très soulagé. — Diète, tisane diurétique, édulcorée avec sirop de digitale. Les jours suivants calomel à dose purgative, même tisane.

Le liquide ne se reproduit pas, et aucun accident n'entrave la convalescence. Dès le cinquième jour, le malade est à un demi-régime ; et huit jours après la ponction, les deux médecins réunis le déclaraient complètement guéri.

Depuis trois ans, M..... n'a rien éprouvé du côté de la poitrine ; il a supporté une fièvre typhoïde grave sans accidents thoraciques ; mais à chaque printemps l'éruption dartreuse est venue le retrouver.

4e OBSERVATION.

**Pleurésie Tuberculeuse. Thoracentèse. 2 litres de sérosité mêlée dé pus.
Mort six mois après.**

Le 6 juillet 1859, je suis appelé à Etoutteville, près de Mme L....., tisserande, âgée de 23 ans, de faible constitution. Six mois auparavant, je lui avais donné des soins pour une bronchite grave. La fréquence de la toux, la raucité de la voix, la rougeur du pharynx, et surtout la pression douloureuse sur la région hyoïdienne, m'avaient fait craindre une phthisie laryngée. Pas de signes évidents de tubercules au sommet des poumons. Traitement : balsamiques, huile de foie de morue. — Un mieux notable était survenu, mais, à plusieurs reprises, elle avait ressenti des douleurs dans le côté gauche ; vers la fin de juin survinrent de petits frissons, amaigrissement progressif, face terreuse, menstruation suspendue. Toutefois l'oppression était peu marquée.

En examinant sa poitrine (6 juillet), je reconnus l'existence d'un fort épanchement pleurétique à gauche. La matité s'étendait en avant jusqu'au niveau de la troisième côte; mais le cœur était refoulé sous le sternnm, et l'estomac manifestement abaissé. Sonorité *skodique* au sommet.

Le cas était difficile, la physionomie de la malade, les frissons antérieurs, la fièvre avec sueurs le matin, faisaient redouter une transformation purulente de l'épanchement, et en ce cas, la ponction perdait ses chances de succès. Néanmoins, comme le liquide ne remontait pas à plus de deux mois, car j'avais revu la malade chez moi, en avril, et surtout comme la thoracentèse, sans danger par elle-même, était à mes yeux le seul moyen de salut, je proposai l'opération.

Elle fut pratiquée le 7 juillet, en présence de M. le docteur Vaucanu. Il s'écoula plus de deux litres d'une matière jaunâtre, puriforme, qui se sépara bientôt en deux parties, l'une supérieure, de la sérosité; l'autre inférieure, du pus. Pendant l'écoulement du liquide, la malade éprouva plusieurs secousses de toux très pénibles, mais elle se plaignit surtout d'une douleur déchirante vers le sternum. Cette douleur, survenue vers la fin de l'opération, persista toute la journée. Je l'attribuai à des adhérenses pleurales tiraillées par le vide produit dans la poitrine. Le cœur ne reprit pas sa place ordinaire, et il resta une matité notable en bas. — Pronostic désespéré. Traitement: sirop calmant contre la toux, sirop de térébenthine.

Le lendemain et jours suivants, soulagement assez marqué, mais sueurs, débilité, et le liquide se reproduit.

Le 10 juillet, trois jours après l'opération, la toux prend tout à coup un caractère suffocant, et la malade rejette, par une vomique, près d'un litre de muco-pus. Nous nous trouvons donc en présence d'un *hydropneumothorax*; sonorité exagérée de la poitrine, souffle amphorique, tintement métallique des mieux caractérisés; et le pronostic s'assombrit de plus en plus. — Huile de foie de morue, balsamiques et potions toniques.

Après cette première vomique, la malade eut un moment de mieux très-prononcé, mais la cavité pleurale se remplissant de nouveau, survinrent une seconde et une troisième vomiques, toujours suivies d'un peu de soulagement.

La femme L..... vécut encore six mois, elle finit par rejeter chaque jour des flots de pus. Vers le mois d'octobre, on aperçut au niveau de la neuvième côte, une saillie indiquant une tendance du pus à se faire jour au dehors; la fluctuation y était manifeste, mais l'écoulement du pus par les bronches prévint l'établissement d'une fistule de ce côté. La mort arriva dans l'épuissement le plus complet. La présence de tubercules ramollis au sommet des poumons était alors évidente.

Dans ce cas malheureux, quelle part peut-on faire à la thoracentèse? En enlevant deux litres de pus, elle rendit moins forte la vomique qui était imminente; voilà tout. Le reste se passa comme dans les cas où l'épanchement sort spontanément par des vomiques pleurales, et subit la terminaison commune des *hydropneumothorax*.

5e OBSERVATION.

Pleurésie avec épanchement médiocre, impuissance des moyens ordinaires. Ponction, 1 litre 1/2 de sérosité. Guérison.

Dans le même mois de juillet 1859. Je donnai des soins au sieur L....., de Valliquerville, âgé de 57 ans, tisserand. Ce vieillard (car on lui donnerait vingt de plus) fluet et maigre, se plaignait depuis un mois d'une douleur au côté gauche. Je ne peux affirmer s'il avait appliqué quelques sangsues. L'ayant vu vers le 15 juillet; je reconnus l'existence d'une pleurésie avec épanchement médiocre; matité en avant, surtout jusqu'au troisième espace intercostal, ægophonie, peu de mouvement fébrile, pas de soif.

Je conseille un large vésicatoire volant; poudre de calomel et jalap, tisane nitrée avec sirop de digitale. Le vésicatoire prend mal sur ses côtes décharnées. Une seconde application réussit mieux, mais fait horriblement souffrir. Les urines, malgré des envies fréquentes, ne marchent pas abondamment. Pendant dix jours environ, j'essaie d'obtenir la résorption du liquide, mais en vain. Dérivatifs cutanés, rénaux, intestinaux, tout échoue; le liquide paraît même augmenter.

Cependant le malade s'affaiblit, il accuse son vésicatoire de ses douleurs, et en refuse énergiquement un nouveau. A mes yeux, L..... allait périr; la nature était impuissante à opérer la résorption de l'épanchement, j'eus recours au trocart.

Le 25 juillet, en présence de M. Lacaille, pharmacien. (ceux qui connaissent la médecine de campagne, comprendront pourquoi je n'ai pu toujours appeler un confrère), je tirai du côté gauche de la poitrine près d'un litre 1/2 de sérosité citrine. Peu de douleur dans l'opération, peu de toux. Le vésicatoire suppurant encore est pansé avec l'onguent napolitain et se sèche. — Même traitement qu'auparavant.

Deux jours après l'opération, le malade se trouve bien mieux, la miction presque nulle jusque-là devient abondante. — Tisane vineuse. Après trois semaines d'amélioration progressive, L..... commence à reprendre ses bobines et ses petites promenades.

Je n'ajouterai qu'un mot: ce succès est un des plus beaux que la thoracentèse ait obtenus sous mes yeux.

6e OBSERVATION.

**Épanchement pleurétique chez un Enfant, ponction.
près d'un litre de sérosité. Guérison.**

Il s'agit maintenant d'un enfant. Le jeune B....., d'Yvetot, rue de Réfigny, est âgé de onze ans et demi. Né de parents phthisiques qui ne sont plus, il porte sur sa physionomie pâle, le cachet de famille. Il a trainé tout l'hiver, mais depuis 12 jours, il est incapable de marcher.

Je le trouve, le 20 avril 1860, dans l'état suivant: toux assez fréquente, voix couverte, peu de fièvre, environ 90 pulsations. Matité complète en avant et en arrière du côté gauche, toutefois un peu de résonnance *skodique* sous la clavicule; cœur refoulé sous le sternum, pas de vibrations thoraciques en faisant parler le malade. Murmure respiratoire nul, excepté en arrière vers le sommet; plus bas, souffle voilé. Ægophonie des plus caractérisées.

La ponction faite, le 21 avril, en présence de M. le docteur Canu et de M. Lepicard, pharmacien, donne issue à 900 grammes environ (près d'un litre), de sérosité transparente, bientôt prise en gelée. Pas d'accidents. — Traitement: diurétiques, calomel, et bientot huile de morue.

Dès le sixième jour, le jeune B..... vint me voir, visite prématurée que je blâmai fortement. Bref, après une quinzaine de jours d'un traitement, où dominèrent les toniques, B..... put retourner à l'école, et s'est toujours bien porté depuis.

<h3 style="text-align:center">7e OBSERVATION.</h3>

Épanchement pleurétique considérable chez un enfant, déplacement extraordinaire des organes. Ponction, 1 litre de sérosité. Guérison.

L....., d'Yvetot, rue de Bailly, est un enfant de dix ans, au teint frais, coloré, qu'on serait loin de prendre pour un malade. Cependant, depuis le dernier hiver, il tousse, sa voix est rauque; il est essoufflé sitot qu'il essaie de courir; et, sauf la mine, il maigrit considérablement.

Le 8 mai 1860, je le trouve dans l'état suivant: décubitus dorsal, pas d'oppression marquée, langue presque nette, battements du cœur précipités ayant leur summum d'intensité vers le mamelon droit; espace intercostaux gauches manifestement dilatés; matité s'étendant au-delà de la ligne médiane, et descendant jusqu'à deux travers de doigt au-dessous des fausses côtes, donc l'estomac est très abaissé. Jamais les signes d'un fort épanchement pleurétique ne furent mieux tranchés; jamais surtout le refoulement des organes ne fut plus facile à constater. Ajoutez à cela, l'absence de vibrations thoraciques, l'ægophonie.

M. le docteur Lefebvre voulut bien m'assister dans l'opération qui fut pratiquée le lendemain, 9 mai. Mon confrère tint à consulter le signe tiré du décubitus sur le coté opposé. Le jeune L..... se coucha sur le coté droit sans trop de gêne, dans son lit il n'avait pas d'oppression.

La ponction fit sortir un grand litre de sérosité citrine, très fibrineuse. Quantité énorme, si l'on considère la jeunesse du sujet, et l'étroitesse de sa poitrine. A mesure que le liquide s'écoulait, les organes revenaient peu à peu à leur place ordinaire; le poumon accusé par la sonorité renaissante, l'estomac par sa résonnance caractéristique. Quand la canule fut retirée, la pointe du cœur battait tout près d'elle. Pas d'accidents ni pendant ni après l'opération. L'enfant qui ne se plaignait pas d'oppression, avoua qu'il était bien soulagé. — Même traitement par les purgatifs et les diurétiques.

Le liquide se reproduisit un peu, mais après quelques jours, un flux urinaire abondant s'établit; et la convalescence dura près de quatre semaines. Un régime tonique, l'huile de foie de morue, relevèrent l'embonpoint. Il resta pendant trois mois une submatité en arrière, qui tenait, sans doute, à la présence de fausses membranes, et dont je n'ai plus trouvé trace cette année.

8e OBSERVATION.

Pleurésie à droite avec épanchement. — Deux vésicatoires, puis thoracentèse, 1 litre 3/4 de sérosité. Guérison.

Le 23 mai 1860, je fus appelé, à Valliquerville, pour Maria V....., tisserande, âgée de seize ans, bien développée, mais de faible constitution. Je la trouve dans son lit, en proie à une fièvre assez vive, pas d'appétit, soif, urines chargées, peu abondantes ; toux sèche et fréquente ; voix couverte (signe que j'ai rencontré souvent, et sur lequel on n'a peut-être pas assez insisté). Indisposée depuis cinq semaines, Maria V..... est, depuis quelques jours, tourmentée par une diarrhée débilitante ; elle a souffert d'un point de coté sérieux.

En l'examinant attentivement, je constate une matité à droite, s'élevant jusqu'à deux travers de doigt, au-dessus du mamelon ; matité moins limitée en arrière, foie très abaissé, (signe important dans les épanchements à droite). Ægophonie, absence de vibrations thoraciques dans les points où existe la matité, etc. J'étais donc en face d'une pleurésie aiguë avec épanchement assez fort.

Je résolus d'essayer la résorption du liquide, tout en combattant l'élément inflammatoire, trop prononcé ici pour faire immédiatement la ponction. Prescription : large vésicatoire volant, camphré, qu'on pansera avec l'onguent napolitain ; diurétiques ; et, (pour une circonstance particulière mensuelle, cataplasmes sinapisés aux cuisses). — Le vésicatoire prend mal, les diurétiques n'agissent pas. Il n'y a de dérivation active que par les selles.

Nouveau vésicatoire, le 26 mai, pansé avec la pommade épispastique ordinaire. La malade en souffre beaucoup. Urines toujours rares, malgré le nitre et la digitale. L'épanchement paraît plutot augmenter ; toutefois, chose importante, l'élément fébrile a bien diminué.

L'insuccès des moyens employés, comparé aux résultats obtenus dans les observations précédentes, mais surtout la crainte d'épuiser cette jeune fille et d'aboutir à une tuberculisation (j'en avais observé deux cas dans sa famille), me décidèrent à enlever le liquide. La ponction fut faite, le 29 juillet, elle donna issue à 1 litre 3/4 d'un liquide moins fibrineux que les précédents, et il resta une légère matité vers l'aisselle. Pas d'accidents ; mais peu de soulagement immédiat.

Le 31 mai, le liquide ne s'est pas reproduit. Pour combattre l'atonie, qui est le symptôme dominant, je laisse de côté les dérivatifs ; le vésicatoire suintant encore, est séché. Vin dans la tisane, potion avec extrait de quinquina. Dès le lendemain mieux sensible. Les urines rares jusque là deviennent claires et abondantes, la langue se nettoie ; bref, nous marchons rapidement vers la convalescence. La matité axillaire se dissipe peu à peu, et la fille V...., que je quitte le 8 juin, eût bientôt repris ses travaux, si une plaie de cuisse, due aux sinapismes, et dont elle n'avait pas parlé d'abord, ne l'eût retenue encore quelque temps dans son lit.

Le 22 juillet, je revis cette malade, la respiration et la sonorité s'entendaient partout, mais moins fortes dans la partie ou il resta un peu de liquide après la ponction. Pas de maladie depuis cette époque.

9e OBSERVATION.

Pleurésie chez un enfant de 7 ans. Thoracentèse, 700 grammes de liquide. Guérison.

Le 1er juillet 1860, on m'appelle à Allouville pour un enfant, qu'un médecin sans titre régulier a déclaré phthisique, et qui a pour régime : tisane de lichen, huile de foie de morue.

Le jeune S....., âgé de 7 ans 1/2, est faible et amaigri ; malade depuis trois semaines, il garde la chambre depuis dix jours. Sa voix est rauque ; toux sèche, pas d'expectoration ; il n'a pas eu de point de côté, pas d'oppression, peu de fièvre ; il a même conservé un peu d'appétit.

Je constate l'existence d'un épanchement pleurétique à droite, manifesté par les signes ordinaires : matité s'élevant jusqu'à deux centimètres environ au-dessus du mamelon, et descendant jusqu'à cinq centimètres au-dessous des fausses-côtes, ce qui indique un abaissement considérable du foie ;

absence de vibrations thoraciques, ægophonie. L'abaissement du foie me détermina à opérer.

La ponction faite le 2 juillet, en présence de M. Patenôtre, pharmacien, donna issue à près de 3/4 de litre d'un liquide clair, peu fibrineux. Je notai ici une difficulté inaccoutumée, celle de traverser l'espace intercostal chez un enfant, avec un trocart ordinaire. A mesure que le liquide s'écoulait, on sentit le foie remonter à sa place, et la percussion pratiquée avec soin après l'opération, indiqua qu'il n'y avait pas engorgement dans cet organe.

Le lendemain, pas de fièvre, pas de retour du liquide. — Diurétiques, potage, un peu de vin. Au bout de trois jours, mieux marqué. Après huit jours, guérison qui s'est maintenue; et cet enfant, mieux nourri parce qu'il avait été malade, a prospéré au point qu'en peu de temps il n'était plus reconnaissable.

10e OBSERVATION.

Pleurésie avec épanchement, vomique purulente. Mort.

Si je rapporte l'observation suivante, c'est pour n'être pas accusé de laisser dans l'ombre un fait qu'on m'objetera peut-être comme un insuccès. Pour être vrai il faut être complet; je citerai donc tout ce que j'ai vu en fait d'épanchements pleurétiques.

Le 4 juillet 1860, on m'appelle aux Baons-le-Comte, chez le sieur D....., journalier, âgé de 32 ans, de forte constitution, n'ayant eu d'autre maladie que celle qui va nous occuper.

D..... me raconte qu'il est malade depuis plus de deux mois, il a eu d'abord des douleurs dans l'abdomen, et un premier vésicatoire a été appliqué sur le coté gauche. Puis sont survenus des frissons répétés, qu'on a combattus avec du sulfate de quinine. Puis le malade qui toussait un peu, a commencé à expectorer des crachats filants, mêlés de pus; en même temps l'œdème s'est manifesté aux jambes, aux cuisses, et a envahi tout le corps. Oppression extrême. Depuis dix jours D .... n'a pu entrer dans son lit, il est sur un fauteuil, entouré d'oreillers. Une douleur vive est survenue dans le côté gauche, un grand vésicatoire y a été appliqué, il suppure largement, comme tout exutoire sur une partie œdématiée. Enfin, depuis deux jours, D..... a des crachats mêlés de sang (j'ignore le diagnostic du médecin ordinaire); mais, chose digne de remarque, D..... a la langue presque nette, il a faim, et à plusieurs reprises il a digéré sans difficulté.

L'examen des organes (4 juillet), me révéle l'etat suivant : matité en arrière de haut en bas, du côté gauche; elle existe également sous l'aisselle, et en avant jusqu'à deux travers de doigt au-dessus du mamelon; plus haut, sonorité marquée. Le cœur est un peu repoussé à droite. L'estomac ne paraît pas déprimé. Pas de vibrations thoraciques en faisant parler le malade; respiration nulle en bas, soufflante et rude plus haut. La faiblesse du malade ne permet pas de constater l'ægophonie. Sonorité à droite, râles muqueux et vibrants que j'attribuai à l'œdème pulmonaire,

Je diagnostique un épanchement pleurétique considérable, entouré d'adhérences et probablement purulent. Je m'explique ainsi les antécédents. Douleurs dans l'abdomen — douleurs pleurétiques ressenties à l'extrémité des nerfs traversant la partie malade (voir leçons de M. Beau et autres). Frissons répétés, l'épanchement devient purulent. Crachats rouillés dans les deux derniers jours, inflammation du tissu pulmonaire sous l'action corrosive du pus, tendant à se faire jour par les bronches. Même explication pour la douleur très vive du coté.

Que faire? J'appelle d'abord le médecin qui jusque là avait soigné le malade; il me refuse son concours. Seul en présence d'un homme qni me suppliait de le guérir, je déclare que la thoracentèse me parut la seule ressource, ressource inutile si le liquide était purulent. La pompe lance encore de l'eau sur la maison incendiée, le médecin soigne encore le malade qu'il n'espère plus guérir. Le pouls était petit et fréquent; D..... avait eu une défaillance, attendre était dangereux.

Je pratiquai le soir même, en présence de M. Lacaille, pharmacien, une ponction dans le sixième espace intercostal vers l'aisselle. J'eus la sensation que donne le trocart plongeant dans un liquide; et cependant il ne s'écoula que plein un verre à liqueur de sérosité. Une fausse membrane boucha-t-elle ma canule? l'épaisseur des parois œdématiées m'empêcha-t-elle d'enfoncer assez avant? Questions insolubles. La douleur très vive et extraordinaire que ressentit ce malade m'empêcha d'insister, et de suivre le conseil du maître : ponctionnez à coté.

Je prescrivis une tisane nitrée avec sirop de digitale, une potion expectorante, kermetisée; le vésicatoire suppurant fut pansé avec l'onguent napolitain, et j'attendis.

Le 5, urines abondantes, expectoration plus facile, la douleur du coté est bien diminuée. — Même traitement.

Le 7, une amélioration notable est survenue, l'œdème surtout a diminué. L'auscultation me fait entendre l'ægophonie, à la partie postérieure de l'épanchement. Je projette une nouvelle ponction pour le lundi 9 juillet, mais le 8 au matin, dans un accès de toux suffocante, le malade rejette une quantité énorme de muco-pus; *deux pots*, si l'on en croit son récit certainement exagéré. Ce pus n'avait pas d'odeur gangreneuse. J'éxaminai la poitrine: souffle amphonique, résonnance caractéristique, etc. Nous voici donc en face d'un *hydropneumothorax*.

Après cette vomique, qui confirma mon diagnostic; amélioration illusoire, l'œdème disparaît, excepté aux jambes. Moins d'oppression. — Balsamiques de toute sorte, huile de foie de morue, potions toniques.

Un moment on put croire que ce malade ferait exception à la règle. Il marcha, il put même revoir les blés qu'il espérait faucher, mais le pus se reproduisit, de nouvelles vomiques survinrent, et l'infortuné D..... mourut de consomption par production excessive de pus, vers le 15 septembre. Un abcès pulmonaire, une pneumonie terminée par suppuration ont-ils la marche, les symptômes de la maladie que je viens de décrire ?

11e OBSERVATION.

**Épanchement pleurétique, Thoracentèse :
2 litres de sérosité. Guérison.**

Le 18 juillet 1860, un jeune homme de 18 ans, M. D....., cultivateur à Alvimare, vient me consulter pour une oppression qui le tient depuis dix jours. (Sa famille le voyant dépérir, craint la phthisie pulmonaire.) D.... me raconte que trois semaines auparavant il a reçu une averse; depuis il est souffrant, toux sèche, enrouement, mais l'oppression ne remonte qu'à une dizaine de jours, du reste pas de fièvre, assez d'appétit. Il marche facilement, mais il ne peut travailler.

L'examen de la poitrine fait constater ce qui suit : matité complète à gauche en avant, excepté sur un point vers l'articulation de la clavicule avec le sternum. Le cœur est refoulé, ses bruits sont sourds, difficiles à analyser; l'estomac est très fortement abaissé, car la matité descend jusqu'à plus de trois travers de doigt au-dessous des fausses côtes. Matité complète en arrière, absence de vibrations thoraciques; souffle voilé, surtout vers la pointe du scapulum; respiration nulle en bas; ægophonie très prononcée partout où le souffle existe. A l'œil, les espaces intercostaux gauches sont un peu dilatés, et l'ampliation de la poitrine dans l'inspiration est plus faible que du côté opposé. Symptôme souvent douteux, à cause du jeu trompeur des muscles pectoraux.

A ces signes, je reconnais un épanchement pleurétique considérable à gauche, et je conseille la ponction.

Elle fut pratiquée le lendemain 19 juillet, en présence de M. le docteur Aroux, de Fauville, entre la septième et la huitième côte. Elle donna issue à deux litres de sérosité transparente, très fibrineuse. La canule retirée, mon confrère put constater le retour de la sonorité pulmonaire en haut; le cœur revint battre à sa place ordinaire; mais le fait le plus remarquable, fut l'ascension de l'estomac remonté sous les fausses côtes. Il ne resta qu'une légère matité en arrière, et sur le côté, au niveau de la ponction. Du reste, pas de douleur pendant l'opération; très peu de toux. — Diurétiques, diète.

Le lendemain, le malade se sentant guéri, fait une promenade dans la masure de la ferme, et je le trouve avec un peu de fièvre, moiteur de la peau, urines chargées, la matité semble augmenter. — Diète, repos absolu; calomel, même tisane diurétique.

Le **21**, la fièvre est tombée, les urines plus abondantes déposent encore. La matité diminue.

Les jours suivants, amélioration progressive; dès le **22**, la matité a disparu sur le point ponctionné, mais une ægophonie très manifeste s'entend encore en arrière, (d'autant mieux que la couche de liquide est moins épaisse). Dix jours après l'opération tout a disparu; c'est à peine s'il reste une submatité qui disparaîtra bientôt.

Depuis la santé de M. D..... a toujours été excellente.

12e OBSERVATION.

Pleurésie aiguë avec épanchement. Deux vésicatoires. Ponction, un litre 1/2 de sérosité. Guérison.

Cette observation se rapproche beaucoup de la 8e, je n'en citerai que les traits les plus saillants; le 19 septembre 1860, Clémence B....., de Valliquerville, âgée de 15 ans, tisserande, me raconte qu'elle est mal portante depuis trois mois, mais surtout depuis quinze jours. Elle attribue l'aggravation de son état à une averse reçue en glanant, elle ressent depuis quelques jours une vive douleur au côté droit, et j'y trouve tous les signes d'une pleurésie aiguë avec épanchement considérable, la fièvre est vive, la langue chargée.

J'attaque d'abord l'élément inflammatoire. La faiblesse de cette jeune fille faisant rejeter les sangsues, je prescris un large vésicatoire sur le côté douloureux, calomel à l'intérieur, tisane nitrée avec sirop de digitale. Ce traitement, suivi pendant plusieurs jours, n'amène qu'un résultat insignifiant; le pouls diminue, mais l'épanchement reste stationnaire, et l'abaissement du foie prouve qu'il est considérable.

Un second vésicatoire est appliqué, j'attends toujours que la diurèse s'établisse, et amène la diminution de l'épanchement, mais je crois avoir remarqué qu'une diurèse abondante coïncide rarement avec les vésicatoires. Enfin le 25 septembre, je me décide à enlever le liquide directement.

J'appelle pour m'assister mon ancien condisciple et ami, M. Fenestre, alors élève en médecine, aujourd'hui mon confrère à Yvetot; et nous retirons, suivant le procédé ordinaire, 1 litre 1/2 de sérosité de bonne nature. Je noterai ici qu'ayant négligé de prendre avec moi une potion calmante, selon mon habitude, une toux très pénible, survenue vers la fin de l'écoulement, me força de retirer la canule avant d'avoir épuisé la source du liquide. Il resta donc un léger épanchement qui céda aux dérivatifs ordinaires; mais je crus devoir appliquer un troisième visicatoire. Enfin au bout de trois semaines, la guérison fut obtenue. Combien de temps m'eut-il fallu, si au lieu de 250 grammes environ de liquide à résorber, j'en avais eu 1,500 grammes de plus ?.....

Ayant revu depuis Clémence B....., pour des douleurs abdominales, je n'ai rien trouvé du côté de la poitrine, bien qu'elle tousse un peu, et qu'une pleurésie à droite soit toujours suspecte (voir leçons de M. Aran).

A coté de ces observations de pleurésie ou l'épanchement forme un des éléments principaux, et constitue par lui-même un danger, je pourrais citer plusieurs cas de pleurésies ordinaires, caractérisées par la douleur vive du coté, une réaction fébrile intense, une légère matité indiquant un petit épanchement, et dans lesquelles les émissions sanguines surtout locales, un ou deux vésicatoires répétés, des dérivatifs à l'intérieur ont en quelques jours triomphé de l'élément inflammatoire, et l'épanchement s'est en même temps résorbé ; mais ces faits sont en dehors de mon sujet. Je ne peux cependant m'empêcher de dire deux mots d'une pleurésie de ce genre observée à Louvetot, Je songeais à elle quand je pratiquai la ponction rapportée ci-dessus.

B....., domestique, environ 25 ans, est de bonne constitution. Vers le 25 juillet 1860, il est pris d'un point de coté violent, frissons etc., bref, il est impossible de méconnaître une pleurésie aiguë ; l'épanchement est médiocre, peut-être 200 grammes. — Application de sangsues sur le point douloureux, calomel et jalap en poudre, diurétiques, — trois vésicatoires se succèdent sur le coté malade ; rien n'est négligé pour que B....., puisse sa relever vite, et prendre part à la moisson. Mais si l'inflammation, c'est-à-dire, la douleur et la fièvre, céda assez promptement, il fallut plus d'un mois pour triompher de l'épanchement ; et les forces ne revinrent avec l'appétit vrai, que lorsque tout le liquide fut résorbé.

Certes, dans ce cas, on ne put jamais songer à une ponction ; mais s'il fallut un mois pour obtenir la résorption d'un liquide si peu abondant, combien de temps eût-il fallu pour résorber deux ou trois litres ?.....

13ᵉ OBSERVATION.

Pleurésie d'abord méconnue, épanchement médiocre, — sept vésicatoires, plus de 6 mois de traitement. Guérison.

L'observation suivante offre un exemple de la marche des épanchements abondants qui se terminent enfin par la guérison.

M. B......, cultivateur, canton de St-Valery, m'appelle le 17 avril 1860 pour le traiter d'un *refroidissement* remontant à plus

de sept mois. M. B....., âgé de 27 ans, n'avait jamais été
malade; en septembre 1859, il est plusieurs fois exposé à des
pluies abondantes. Il devient souffrant, éprouve des douleurs
sur divers point du thorax, douleurs que l'on combat par deux
applications de sangsues. Enfin la toux, l'oppression, la faiblesse l'obligent à cesser tout travail, il passe l'hiver en pre-
nant des loochs, des tisanes pectorales et sudorifiques, vésicatoire au bras. Bref, on le croit phthisique, et son médecin l'a-
bandonne (ce médecin n'est plus, je peux donc parler libre-
ment de ce malade).

Je trouve M. B....., dans l'état suivant : face pâle, amai-
grie, toux fréquente, peu d'expectoration et encore crachats
muqueux, poitrine décharnée, les côtes font relief, et les espaces intercostaux supérieurs paraissent déprimés, surtout à
gauche; le pouls est petit et fréquent, plus de 110 pulsations.
Il y a des sueurs le matin, diarrhée par intervalles. M. B.....,
jadis robuste et très actif, est apathique, frileux, il marche
dans sa chambre, mais il ne peut supporter le grand air, il en
éprouve de suite une gêne extrême.

La percussion me révèle le siège du mal : matité absolue à
gauche en arrière depuis la pointe du scapulum jusqu'en bas ;
matité sous l'aisselle, et en avant jusqu'au dessus du mamelon.
Absence de bruits respitoires dans les points ou la matité est
complète. Ægophonie, l'estomac ne parait pas abaissé, le cœur
bat à sa place ordinaire.

J'étais donc en face d'un épanchement pleurétique que les
efforts de la nature avaient été impuissants à résorber. Cet
épanchement n'était pas très considérable, car les organes voi-
sins n'étaient pas refoulés, le début éloigné du mal faisait sup-
poser de nombreuses adhérences pleurales, d'ailleurs l'ægophonie n'était pas aussi nette que dans les épanchements ré-
cents. Aucun signe de tubercules au sommet des poumons.

Ce n'était pas le lieu de pratiquer la thoracentèse, j'eus recours aux moyens généralement usités : eh bien ! pour obtenir

la résorption de cet épanchement, sept vastes vésicatoires volants, dont quelques-uns suppurèrent une quinzaine de jours, se sont succédé, sur la poitrine de M. B....., depuis le quinze avril, jusqu'au 14 juillet : je les ai abandonnés quand l'ægophonie a disparu, Pendant plus de trois mois, des dérivatifs à l'intérieur, des diurétiques surtout, ont été administrés, tout en essayant de relever les forces du malade par les toniques. Le pouls est resté fréquent et petit jusqu'au mois de septembre, la matité entretenue sans doute par des fausses membranes, a persisté lonptemps encore en arrière et sous l'aisselle, où l'on ne percevait qu'une respiration très faible ; enfin les préparations de digitale et l'huile de foie de morue ont été continuées tout l'hiver suivant; et M. B....., dont l'embonpoint s'était relevé durant l'automne, n'a pu reprendre ses travaux qu'après un an de traitement.

Il faut comparer ce malade avec celui qui fait l'objet de l'observation XIᵉ pour apprécier le service que peut rendre la thoracentèse.

14ᵉ OBSERVATION

**Pleurésie avec fort épanchement, Ponction, 2 litres 1/4
de sérosité. Guérison.**

Le 12 décembre 1860, L....., journalier de St-Clair, me consulte pour une douleur dans le côté gauche, avec malaise général, oppression, impossibilité de travailler. Je reconnais un épanchement pleurétique, sans en déterminer les limites, et prescris un large vésicatoire, dérivatifs à l'intérieur.

Les jours suivants, le mal s'aggrave, et j'examine L....., dans son lit. Il est âgé de 34 ans, bonne santé habituelle (déjà j'ai eu a traiter un de ses frères d'une pleurésie compliquée et très rebelle ; Ce frère guéri d'abord, est mort depuis d'une coxalgie avec tubercules du cordon testiculaire). L....., présente tous les signes d'un fort épanchement, qui doit remonter à plusieurs semaines. Le cœur est refoulé sous le sternum; mais le signe le plus remarquable ici est la dépression de la sonorité stomacale.

Après avoir administré durant quelques jours des diurétiques, et purgé le malade avec de *l'eau-de-vie allemande*, je fais la ponction le 17 décembre, assisté de M. Hauchecorne pharmacien; nous retirons plus de deux litres de sérosité, d'un reflet verdâtre, très fibrineuse. Pas d'accidents durant l'opération. — Diurétiques, on continue de panser le vésicatoire.

Le malade, quoique soulagé, restait faible, sa langue présentait sur le milieu une ligne sèche et noirâtre (langue fuligineuse, signe d'atonie). Pour obtenir une amélioration réelle, il fallut sécher le vésicatoire, cause évidente d'épuisement, et donner du vin et des toniques.

Le 3 janvier 1861, ce malade était à peu près guéri, et depuis sa santé s'est maintenue.

En soumettant ces observations à mes Confrères, je les prierai de remarquer que j'ai suivi mes malades; que tous ceux qui ont été ponctionnés et ont guéri, vivent encore; que l'épanchement ne s'est reproduit chez aucun; et que la respiration s'est rétablie d'autant plus vite que le liquide a été retiré plus complètement, et sans délais.

Je n'ajouterai aux faits consignés dans ce travail que quelques réflexions: 1° sur 14 pleurésies, 10 existent à gauche, et 4 seulement à droite, la loi de fréquence plus grande de la pleurésie gauche y est donc confirmée; 2° quant à la gravité de la pleurésie droite, je crois que M. Aran l'a exagérée; les observations 8°, 9° et 12° prouvent que l'épanchement à droite n'est pas fatalement suivi d'une explosion tuberculeuse dans les six mois. 3° Enfin, l'année 1860, année pluvieuse par excellence, m'a fourni l'occasion d'observer neuf épanchéments considérables, tandis que les années précédentes n'en offraient que deux ou trois, et que depuis six mois pas un seul n'est tombé sous mes yeux; à quoi tient cette différence? sans doute aux influences atmosphériques qui font que certaines maladies prédominent suivant les années et les saisons. Dans le pays de Caux, l'observation m'a démontré qu'en dehors des épidémies, ce sont les maladies des organes respiratoires qui sont de beaucoup les plus fréquentes. Il serait intéressant de rechercher pourquoi telle année ce sont les bronchites qui prédominent (hiver 1857-58), telle autre les angines (1860-61); on trouverait peut-être un rapport de causalité entre les pluies incessantes de l'année 1860, et les nombreuses pleurésies avec épanchement, observées dans le même temps.

Je répondrai maintenant à quelques objections :

Mes malades, disait un médecin qui n'exerce plus, n'ont jamais eu d'épanchements comme cela. Je ne laisse pas le mal s'aggraver pour faire ensuite une opération; j'attaque la pleurésie avec vigueur, et l'épanchement n'a pas le temps de se produire. — A ce raisonnement que répondent les faits? L'épanchement grave se fait presque toujours avant l'arrivée du médecin, et souvent même à l'insu du malade. Ai-je laissé dans aucun cas la sécrétion morbide s'exhaler sous mes yeux? Non, le mal était fait quand on m'a appelé. Loin de laisser au liquide le temps d'augmenter, c'est le jour même, ou le lendemain que je pratique la ponction. Vos malades, dites-vous, n'ont jamais eu d'épanchements semblables? Quel aveu! Il n'y a de planètes au firmament que pour ceux qui savent les reconnaître, la foule ne voit que des étoiles.

Les faits prouvent donc que les épanchements pleurétiques se font souvent d'emblée, sans accidents prémonitoires. Et ils sont assez fréquents, qu'on le note bien, puisqu'un médecin de campagne a pu en voir plus de six cas dans une année. Ce n'est donc pas une question oiseuse que celle de leur traitement.

Voici maintenant une objection plus sérieuse :

La ponction en enlevant le liquide, ne tarit pas la source;

le liquide doit donc se reproduire. — J'ai déjà indiqué qu'on ne doit en général ponctionner que lorsque l'élément inflammatoire est éteint; qu'ainsi la source est tarie au moment de la ponction, puisque l'inflammation secrétante de la plèvre a cessé. Si la source continuait, sans la ponction, le malade étoufferait bientôt, ce qui arrive quelquefois. Mais la source étant tarie, par la ponction, j'enlève le produit de l'irritation pleurale, l'effet disparait après sa cause.

D'ailleurs après la ponction, je ne reste pas inactif *(non mihi deero)*. Je combats ce qui reste de l'épanchement et de sa cause, pas tous les moyens, diurétiques, dérivatifs intestinaux et même par des vésicatoires, si les autres remèdes sont insuffisants; au lieu d'une maladie grave, je n'ai plus qu'une affection légère à guérir.

Mais dira-t-on encore, ces vésicatoires suffisent pour enlever l'épanchement, pourquoi recourir à une opération, qui peut n'être pas sans danger ? Ce raisonnement séduit les simples, qui croient que le liquide du vésicatoire vient directement de la plèvre; mais dans les observations 5ᵉ, 8ᵉ, 12ᵉ et 13ᵉ des vésicatoires ont été appliqués, et quels effets ont-ils obtenus ? Nuls ou insuffisants dans les trois premiers cas; lents et incomplets dans le quatrième. Mais en supposant que les vésicatoires guérissent souvent, combien de temps et de douleurs faut-il pour atteindre cette guérison ? comparez, le choix sera facile.

Quant aux dangers de la thoracentèse, les faits que je viens d'exposer y répondent; il sont nuls si elle est bien faite. Du reste, je renverrai ceux qui m'auront fait l'honneur de me lire jusqu'au bout au chapitre de ma thèse, où je combats les dangers imaginaires de la ponction, et compare ses résultats à ceux des vétérinaires et autres dérivatifs, et surtout je les inviterai à relire sur ce sujet les magnifiques et substantielles leçons de M. le professeur Trousseau.

Juillet 1861.

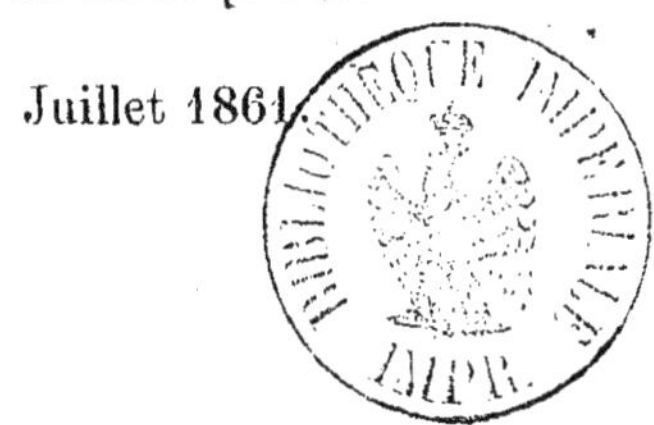